Heilpraktiker, ohnmächtig

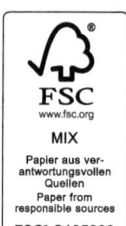

Der Heilpraktiker fiel in Ohnmacht

Beiträge zur Entzauberung naturheilkundlicher Mythen

Thomas Krüger

Univ.-Doz. Dr. rer. nat. Dipl.-Chem., Heilpraktiker
Anschrift: Bartels Feld B 7, 33332 Gütersloh
E-mail: boss@quantum-krueger.com

Titel in Anlehnung an das türkische Gericht *Imam Bayildi* $\equiv$ Der Imam fiel in Ohnmacht

Bibliografische Information der Deutschen Nationalbibliothek

Die Deutsche Nationalbibliothek verzeichnet diese Publikation in der Deutschen Nationalbibliografie; detaillierte bibliografische Daten sind im Internet über www.dnb.de abrufbar.

ISBN 978-3-7322-6192-5

© 2013 Thomas Krüger

Herstellung und Verlag: BoD - Books on Demand, Norderstedt

Vorwort

Naturheilkunde ist en vogue. Kochbuchverlage, Alternativmediziner, Gesundheitsmessen und selbst ernannte Experten überschwemmen eine geneigte Klientel mit zahllosen Ratgebern und Ratschlägen, was denn nun im Sinne der Natur gesund sein soll. Mehr als genug schreibt dabei der eine vom anderen ab, ohne die stets wiederholten Behauptungen einer kritischen Überprüfung zu unterziehen. Es scheint, als würde in diesen Kreisen das alte Politikerrezept fleißig angewendet, das da lautet: Beweis durch ständige Wiederholung der Behauptung. Wenn nur lange genug gebetsmühlenartig das immer Gleiche wiedergekäut wird, glaubt es irgendwann jeder.

Andererseits glänzt die Schulmedizin durch mangelnde Empathie, durch Datenhörigkeit, ein am Menschen vorbeigehendes Gesetzes- und Regelwerk sowie - vor allem - durch den Glauben an die Evidenzbasiertheit. Dabei ist praktisch keine der sogenannten Studien, mit denen die Qualität, Eindeutigkeit und Unabweisbarkeit medizinischer Befunde bewiesen werden soll, frei von grundsätzlichen, gravierenden Fehlern. Die Multifunktionalität und die Vielfalt menschlicher Prozesse werden zugunsten eindimensionaler Schemata ausgeblendet.

Keiner dieser Ansätze erfaßt, für sich alleine genommen, die menschlichen Bedürfnisse bzgl. medizinischer Versorgung. Die „sanfte" Naturheilkunde ignoriert naturwissenschaftliche Fakten, Schulmediziner ignorieren den Menschen als Ganzheit und glauben, Krankheit ließe sich auf Symptomatik zurückführen. Sinn macht demgegenüber nur eine kombinierte Betrachtungsweise. Dafür muß jedoch zunächst der ideologische Ballast auf beiden Seiten beseitigt werden. Typische Fehler der Schulmedizin werden in *Mythos Cholesterin* von Uffe Ravnskov (Hirzel, Stuttgart 2008[4]) präzise benannt. Ziel des vorliegenden Buches ist es hingegen, zwei Mythen der Alternativmedizin als solche zu entlarven.

Zum Verständnis der Argumentation sind grundlegende chemische Kenntnisse äußerst wichtig. Erläuterungen zu den wesentlichen Begriffen und Gesetzen finden sich daher im Anhang. Begriffe aus der Medizin, Biochemie und Statistik werden direkt im Text beschrieben.

Inhaltsverzeichnis

Kapitel 1

Übersäuerung

1.1 Einleitung

Der Verdacht der steten Übersäuerung des modernen Menschen, die Hypothese, daß Übersäuerung die Ursache vielfältiger Krankheiten ist, sowie die Hoffnung, daß eine sog. basenorientierte Diät wesentlich zur Gesundung beitragen wird, sind heute in vielen Kreisen zum Gemeingut geworden. Stets wird von der Notwendigkeit gesprochen, das aus dem Gleichgewicht geratene Säure-Base-Verhältnis im menschlichen Körper müsse wieder in selbiges überführt werden. Dieser Thematik wenden sich sowohl ernsthaft gedachte Beiträge wie [1] aber auch zahllose Publikationen von Kochbuchautoren zu, die allesamt versuchen, auf der Grundlage einer eigenartigen Säure-Base-Theorie die Menschen davon zu überzeugen, sie befänden sich stoffwechselmäßig im Stadium einer zumindest latenten Azidose, die letztlich zu einem wie auch immer gearteten Säuretod führen kann.

Ziel dieser Abhandlung ist es, diese Diskussion auf naturwissenschaftlicher Basis zu führen. Dabei wird sich zeigen, daß die ganze Hypothese einer permanenten Versäuerung absurd ist. Insbesondere werden die Meßverfahren von Jörgensen einerseits und Sander andererseits kritisch hinterfragt, da sich die Anhänger der Übersäuerungshypothese mit ihrer generellen Azidosewarnung stets auf die dadurch ermittelten Werte stützen. Fakt aber ist, daß diese Kenngrößen irrelevant sind. Des weiteren wird gezeigt, daß auch die Tabellenwerte von Remer und Manz, mit denen eine angebliche Säurebelastung des Körpers durch die verschiedensten Nahrungsmittel belegt werden soll, massiv angezweifelt werden müssen. Ihre unreflektierte Verwendung in zahllosen Ratgeberwerken dient daher eher zur Verunsicherung denn zur Aufklärung.

Auch der Verdacht, eine eher basische Stoffwechsellage könne der Intelligenz auf die Sprünge helfen, wird zerstreut, und abschließend wird dargelegt, daß gerade auch die Evolution des Menschen keinen Hinweis darauf liefert, daß eine basisch orientierte Ernährung dem *Homo sapiens sapiens* auf die Sprünge geholfen haben könnte. Das Gegenteil ist der Fall.

Die im folgenden verwendeten Zahlenwerte sind, sofern nicht anders angegeben, anerkannten Standardwerken entnommen [2–5].

1.2   Der p_H-Wert des Blutes

Der p_H-Wert des Blutes wird nahezu ausschließlich durch die Wirkung des Hydrogencarbonat-Puffers bestimmt. Der Partialdruck von Kohlendioxid beträgt 5,3 kPa im arteriellen und 6,0 kPa im venösen Blut. Wir verwenden für unsere weiteren Betrachtungen den Mittelwert. Das ideale Gasgesetz, das hier aufgrund des sehr niedrigen Partialdrucks angewendet werden darf, verknüpft diesen Druck mit der Konzentration n/V gemäß

$$p = RT\,\frac{n}{V}. \tag{1.1}$$

Bei einer Körpertemperatur von $T = 37,0°$ C errechnet sich damit die CO_2-Konzentration $n/V = [CO_2(aq)]$ zu 2,2 mmol/l.

Die Reaktion des gelösten Kohlendioxids zu Hydrogencarbonat erfolgt in zwei Schritten:

$$CO_2(aq) + H_2O \rightleftharpoons H_2CO_3 \rightleftharpoons H^+ + HCO_3^- \tag{1.2}$$

Der erste Schritt verläuft normalerweise überaus langsam. Dementsprechend ist auch freie Kohlensäure nur unter extremen Bedingungen zu gewinnen. Im menschlichen Körper jedoch wird dieser Prozeß durch das Enzym Carboanhydrase enorm beschleunigt. Die darauf folgende Dissoziation der Kohlensäure in Protonen (genauer: H_3O^+ bzw. höhere Wasseraddukte) und Hydrogencarbonat geschieht quasi instantan.

Für das chemische Gleichgewicht zwischen gelöstem Kohlendioxid und Hydrogencarbonat in Anwesenheit der Carboanhydrase gilt die Formel

$$K_1 = \frac{[H^+]\,[HCO_3^-]}{[CO_2(aq)]}, \tag{1.3}$$

woraus

$$p_H = pK_1 - \log\frac{[CO_2(aq)]}{[HCO_3^-]} \tag{1.4}$$

folgt. Setzen wir in diese Gleichung den gemessenen pK_1-Wert von 6,38 und eine Hydrogencarbonatkonzentration von 20 mmol/l ein, so ergibt sich ein

p_H-Wert von 7,34 in exzellenter Übereinstimmung mit dem experimentellen Mittelwert von 7,40. Fazit: Der p_H-Wert des Blutes wird praktisch ausschließlich durch den Hydrogencarbonatpuffer bestimmt. Zur Bedeutung anderer Puffersysteme siehe unten.

Die weitere Dissoziation des Hydrogencarbonats,

$$HCO_3^- \rightleftharpoons H^+ + CO_3^{2-} , \qquad (1.5)$$

muß wegen des hohen pK_2-Werts (10,32) nicht berücksichtigt werden.

1.3   Die Pufferkapazität

Unter der Pufferkapazität β versteht man die Fähigkeit einer Lösung, p_H-Änderungen bei Zugabe von Säuren oder Basen zu widerstehen. Sie ist definiert als erste Ableitung der Basenkonzentration nach dem p_H-Wert und kann in der Nähe des Neutralpunkts näherungsweise durch

$$\beta = 2,3 \cdot \frac{[\text{Säure}] \, [\text{Base}]}{[\text{Säure}] + [\text{Base}]} \qquad (1.6)$$

wiedergegeben werden [6]. Daraus ergibt sich eine Pufferkapazität des Hydrogencarbonatsystems von 4,56 mmol/l. Bei einer Blutmenge von 6 l wäre das System also theoretisch in der Lage, eine Injektion von ca. 4 ml konzentrierter (ca. 25%iger) Salzsäure abzufedern.

Als zweites Puffersystem im Blut kommt der sog. Phosphatpuffer in Frage. Dabei spielt lediglich die Reaktion

$$H_2PO_4^- \rightleftharpoons HPO_4^{2-} + H^+ \qquad (1.7)$$

eine Rolle, da unter den gegebenen Bedingungen weder freie Phosphorsäure noch das Anion PO_4^{3-} vorhanden sind. Aus dem Massenwirkungsgesetz errechnet sich das Verhältnis der Hydrogenphosphat- zur Dihydrogenphosphat-Konzentration zu $K_2/[H^+]$. Bei einem pK_2-Wert von 7,21 und dem oben bestimmten p_H von 7,34 ergibt sich ein Konzentrationsverhältnis von 1,35:1. Setzen wir den Mittelwert des Phosphatgehalts im Blut an, so erhalten wir letztlich $[HPO_4^{2-}] = 0,66$ mmol/l und $[H_2PO_4^-] = 0,49$ mmol/l. Anhand der Gleichung 1.6 errechnet sich daher die Kapazität des Phosphatpuffers zu 0,65 mmol/l. Sie liegt also um den Faktor 7 *unter* derjenigen des Hydrogencarbonatpuffers.

Nur in einem Bereich

$$\Delta p_H = pK_S \pm 1 \qquad (1.8)$$

kann mit einer relevanten Pufferwirkung gerechnet werden, d. h., das Hydrogencarbonat-System beugt nur der Übersäuerung vor. Der Phosphatpuffer ist in diesem Bereich aufgrund seiner mangelnden Kapazität nur von geringer Bedeutung. Nichtsdestotrotz ist er für den Körper wichtig, denn mit einem pK_S von 7,21 erstreckt sich seine Wirkung aufgrund Gleichung 1.8 bis ins Alkalische hinein, so daß er eine Alkalose verhindern kann.

Welche Bedeutung besitzen andere, mögliche Puffersysteme? In Proteinen sind die einzelnen Aminosäuren durch eine Säureamid-Bindung miteinander verknüpft: R_1-NH-CO-R_2. Diese funktionelle Gruppe ist als Puffer gänzlich ungeeignet. In Frage kämen höchstens diejenigen Aminosäuren, die eine *zusätzliche* Amino- oder Carbonsäuregruppe tragen. Von den 20 proteinogenen Aminosäuren gehören aber lediglich 5 in diese Gruppe, und besagte 5 treten im Vergleich zu den anderen auch eher selten auf. Zudem ist zwischen den basischen und den sauren Aminosäuren auch die Bildung von sekundären Zwitterionen zu erwarten, welche die Proteinfaltung beeinflussen, damit aber auch automatisch ihre Verwendung als Puffer einschränken. Proteinpuffer im Blutplasma sind daher wohl ohne nennenswerten Einfluß.

Anders ist die Situation bei Hämoglobin. Histidin in Position 146 der β-Untereinheit dient als Bindestelle für H^+-Ionen. Für den p_H-Wert des Blutes ist dies jedoch völlig irrelevant, da sich Hämoglobin ausschließlich *innerhalb* der Erythrozyten befindet. Eine Eindiffusion von Protonen zum Zwecke der Pufferung findet nicht statt. Der Hämoglobin-Puffer wird jedoch dazu benötigt, die bei der Hydrogencarbonat-Synthese *in* den Erythrozyten gebildeten Protonen abzufangen (s. u.).

1.4   Die Produktion von Hydrogencarbonat

Hydrogencarbonat wird in den verschiedensten Bereichen des menschlichen Organismus benötigt. Die Synthese findet in großem Ausmaß in den Erythrozyten statt. Das dort gebildete HCO_3^- verläßt im Austausch gegen Chloridionen die Zellen und sorgt für die Konstanthaltung des Blut-p_H-Wertes.

Auch im Zytosol der Belegzellen des Magens wird Hydrogencarbonat gebildet. Die dabei entstehenden Protonen werden mit Hilfe der K^+-H^+-ATPase unter Aufwendung erheblicher Energie in das Magenlumen transportiert, wobei zum Ausgleich Kaliumionen in das Zytosol gelangen. Hydrogencarbonat verläßt im Austausch gegen Chlorid die Belegzellen. Der größte Teil des Hydrogencarbonats wird jedoch *nicht* dem Blut zur Verfügung gestellt sondern in die Schleimschicht der Magenwand transportiert, um dort die Selbstandauung des Magens durch Säure und Pepsine zu verhindern.

Die Einnahme von hydrogencarbonathaltigem Basenpulver führt kurzfristig zu einer Erhöhung des p_H-Werts im Magen. Darauf jedoch reagieren die Belegzellen mit verstärkter Säureproduktion und -sezernierung. Dies führt aber, wie oben dargestellt, nicht zu einer Erhöhung des Blut-p_H-Wertes, da eben der Großteil des gebildeten Hydrogencarbonats in der mageneigenen Schleimschicht gebraucht wird. Von einer Basen*flut*, wie sie von verschiedenen Autoren behauptet wird, kann also weder postprandial (Steigerung der Magensäureproduktion) noch nach Einnahme eines entsprechenden Pulvers gesprochen werden.

Des weiteren wird Hydrogencarbonat im Pankreas erzeugt, um den sauren, aufgeschlossenen Nahrungsbrei während seiner Passage durch das Duodenum zu neutralisieren. Auch die Niere erzeugt Hydrogencarbonat, um mit Hilfe der dabei entstehenden Protonen Ammoniak in das unproblematische Ammoniumion zu überführen und auszuscheiden. Das Hydrogencarbonat wird über die Pfortader der Leber zur Verfügung gestellt, um Stickstoff zu eliminieren (s. u.).

Da also sowohl gelöstes Kohlendioxid als auch das Enzym Carboanhydrase im Körper weit verbreitet sind, steht Hydrogencarbonat überall und permanent zur Verfügung. Es gibt daher keine Notwendigkeit für die Existenz sogenannter Basendepots. Es gibt weder eine Blase, die Hydrogencarbonat einlagert und bei Bedarf freisetzt, noch gibt es irgendwo Ablagerungen von Hydrogencarbonatsalzen, auch nicht in der extrazellulären Matrix.

1.5 Der Metabolismus der wichtigsten Nahrungsbestandteile

1.5.1 Kohlehydrate

Die Glucoseverwertung erfolgt in zwei Stufen. Zunächst werden aus einem Molekül Glucose im Zytosol 2 Moleküle Pyruvat, 2 Moleküle ATP und 2 Moleküle NADH gebildet. Dieser Prozeß ist von Sauerstoff gänzlich unabhängig. Säuren werden nicht erzeugt.

Sind in der Zelle Mitochondrien vorhanden (was in der Regel der Fall ist), und ist zusätzlich genügend Sauerstoff verfügbar, so wird Pyruvat in den Zitratzyklus überführt, und letztlich entsteht CO_2. Intermediär gebildete Protonen werden innerhalb des Zyklus wieder verbraucht. Summa summarum findet also keine Säureproduktion statt.

Fehlt es jedoch an Mitochondrien und/oder Sauerstoff, so wird Pyruvat zu Lactat reduziert. Lactat wird von den Zellen ausgeschieden. Auch bei dieser Reduktion entstehen keine Säuren. Vielmehr wird bei der Reduktion sogar H^+ verbraucht. Das Lactat selbst wird nicht etwa irgendwo gespeichert sondern vielmehr sowohl in der Leber (zu Glucose) als auch im Herzmuskel (zu Pyruvat) verstoffwechselt.

1.5.2 Fette

Wenn der Energiebedarf im Organismus steigt, wird die Lipolyse (Entesterung) der Fette initiiert. Das dabei frei werdende Glycerin wird in den Hepatozyten zur Gluconeogenese verwendet. Die Fettsäuren unterliegen der β-Oxidation.

Säuren werden also auch in diesem Fall nicht gebildet.

1.5.3 Proteine

Proteine werden durch den Enzymkomplex der Proteasen in ihre Untereinheiten, die Aminosäuren, zerlegt. Die weitaus meisten dieser Aminosäuren werden direkt zur Synthese neuer Proteine verwendet. Ein geringer Anteil wird zur Bildung von Purinen und Pyrimidinen benötigt, und nur der Rest - insbesondere bei proteinreicher Nahrung - zur Energiegewinnung genutzt. Die häufigsten, im Blut transportierten Aminosäuren sind Alanin und Glutamin. In der Leber entsteht aus Alanin unter Ammoniak-Abspaltung Pyruvat (s. o.). Der Ammoniak geht innerhalb der Hepatozyten in den Harnstoffzyklus (s. u.) ein. Ein Molekül Glutamin wird in der Niere unter Abspaltung von zwei Molekülen Ammoniak in α-Ketoglutarat umgewandelt, das Bestandteil des Citratzyklus ist und im proximalen Tubulus der Nierenrinde verwendet werden kann.

Der Harnstoffzyklus beginnt mit der Protonierung des Ammoniaks innerhalb der Mitochondrien. NH_4^+ wird sodann durch Reaktion mit HCO_3^- und 2 Molekülen ATP durch die Carbamoyl-Synthetase 1 in Carbamoylphosphat ($H_2N-C(=O)-O-PO_3^{2-}$) umgewandelt. Carbamoylphosphat erzeugt im Zytosol der Hepatozyten letztlich Harnstoff, der dann mit dem Urin ausgeschieden wird.

Auch der Proteinabbau führt nicht zur Bildung von Säuren.

1.5.4 Mit der Nahrung zugeführte Säuren

Es handelt sich dabei hauptsächlich um

- Milchsäure (z. B. aus sauer vergorenen Nahrungsmitteln wie Sauerkraut),

- Fruchtsäuren wie Äpfel-, Bernstein-, Wein- und Zitronensäure,

- Ascorbinsäure (u. a. durch die Einnahme von Vitamin C-Tabletten),

- Essigsäure und

- Oxalsäure (meist aus Spinat).

Mit Ausnahme der Oxalsäure sind es durchweg schwache Säuren, d. h., unter Körperbedingungen sind sie nur teilweise deprotoniert, liegen daher als Mischung aus freier Säure und zugehörigem Anion vor. Solche Mischungen wie z. B. Essigsäure + Natriumacetat sind aber per se *Puffersysteme*, so daß sich durch die Aufnahme dieser Säuren keine Übersäuerung sondern - wenn überhaupt - gerade der gegenteilige Effekt einstellt.

Davon abgesehen werden einige dieser Säuren direkt zur Energiegewinnung genutzt und somit gar nicht ausgeschieden (s. Abschnitt 1.7). Malat beispielsweise ist Bestandteil des Citratzyklus und wird dort zu Oxalacetat oxidiert. Lactat andererseits wird in der Leber zur Gluconeogenese, im Herzmuskel zur Pyruvatsynthese eingesetzt und findet sich somit - wenn überhaupt - nur in Spuren im Urin.

1.5.5 Sonderfälle

Milchsäure ist im Vergleich zu anderen, häufig im Körper vorkommenden Säuren, relativ stark ($pK_a = 3, 86$). Dennoch ist bei einer Lactat- bzw. Milchsäurekonzentration von $\leq 2, 0$ mmol/l (Normwert) der Hydrogencarbonatpuffer problemlos in der Lage, den p_H-Wert aufrecht zu erhalten. Lediglich bei extremer körperlicher Überanstrengung im Leistungssport kann es zu einem so hohen Anstieg an Milchsäure kommen, daß eine Azidose auftritt.

Längerdauernde Nahrungskarenz führt zu einer vermehrten Produktion von Ketonkörpern, von denen vor allem die Acetylessigsäure von Bedeutung ist. Deren Auftreten kann natürlich ebenfalls den Hydrogencarbonatpuffer belasten, doch sind auch solche Fälle eher selten oder - im Falle eines schweren Diabetes mellitus - höchst pathologisch. All solche Situationen, in denen eine Azidose lediglich *Folge* einer Grunderkrankung oder eines Grundmangels ist, werden hier nicht weiter betrachtet.

1.6 Die Funktion der Niere im Säure-Base-Haushalt

Täglich werden rund 180 l Primärharn produziert. Der p_H-Wert des Primärharns entspricht dem des Blutes, da bei der Filtration in den Malpighi-Körperchen lediglich die „großen" Blutbestandteile (Zellen und Proteine) zurückgehalten werden. Dieser Primärharn wird durch Rückresorption im Tubulusapparat auf 1 bis 1,5 l Sekundär- bzw. Endharn reduziert. Bilden wir die Mittelwerte der verschiedenen Tabellenangaben, so enthält der 24h-Urin eines Erwachsenen folgende Bestandteile (in mmol):

Harnstoff	375
Kreatinin	16
Harnsäure	3
Ammonium	32
Phosphat	23

Hydrogencarbonat wird nicht ausgeschieden.

Der Glutamin-Abbau führt zur Bildung von NH_3. Gleichzeitig werden aber im Rahmen der Hydrogencarbonat-Synthese mindestens so viele Protonen sezerniert, daß der Ammoniak quantitativ protoniert werden kann.

Für die Berechnung des p_H-Wertes des Endharns sind Harnstoff und Kreatinin aufgrund ihrer chemischen Struktur irrelevant. Für die Dissoziation der Harnsäure gilt die Beziehung

$$K_H = \frac{[H^+]\,[Urat]}{[Harnsäure]}. \tag{1.9}$$

Da im Gleichgewicht die Protonenkonzentration derjenigen des Urats gleich sein muß, ergibt sich

$$[H^+] = \sqrt{K_H\,[Harnsäure]}. \tag{1.10}$$

Daraus läßt sich unter der Annahme einer mittleren Endharnmenge von 1,25 l der p_H-Wert des Endharns berechnen, *wenn* lediglich Harnsäure für diesen verantwortlich wäre. Er ergibt sich zu 4,18.

Die wäßrige Lösung von Ammoniumionen ist eine sehr schwache Säure ($pK_A = 9,25$). Ihr Beitrag zur Gesamtprotonenmenge des Endharns kann analog bestimmt werden. Dabei zeigt sich, daß sich dieser Beitrag auf nur rund 1/17 desjenigen der Harnsäure beläuft und somit vernachlässigt werden darf.

Daß der tatsächlich gemessene p_H-Wert des Urins beim gesunden Menschen höher liegt, nämlich zwischen 5 und 7, ist der Wirkung von Puffersystemen zuzuschreiben. Betrachten wir zunächst den Phosphatpuffer. Gemäß

$$HPO_4^{2-} + H^+ \rightleftharpoons H_2PO_4^- \tag{1.11}$$

ist zwar prinzipiell ein Abfangen überschüssiger Protonen möglich, aber bei einem p_H-Wert von 4,18 liegt ausschließlich $H_2PO_4^-$ vor, so daß die obige

Abfangreaktion gar nicht stattfinden *kann* [7]. Somit verbleibt wiederum nur der Hydrogencarbonat-Puffer, zumal Proteine und Hämoglobin im gesunden Urin nicht vorkommen.

1.7 Netto-Säureausscheidung im Urin (NAE) und potentielle renale Säurelast (PRAL)

NAE und PRAL sind Kenngrößen, die häufig herangezogen werden, um eine Säurebelastung des Körpers durch Nahrungsmittel zu belegen. Was ist davon zu halten? Remer und Manz haben den Einfluß verschieden proteinhaltiger Diäten auf die NAE auf der Basis eines Experiments mit lediglich 6 Probanden untersucht [8]. Dabei wurde die NAE als Summe der Menge an titrierbaren Säuren und NH_4^+ minus der Menge an HCO_3^- im 24h-Urin berechnet. Wie im vorigen Abschnitt dargelegt, spielt die Konzentration des Ammoniumions für den Urin-p_H keine Rolle. Auch ist die Hydrogencarbonatkonzentration im Urin praktisch gleich 0, da „fast alles" rückresorbiert wird [9]. Damit gibt die NAE direkt die Menge an titrierbaren Säuren wieder. Eine NAE von 73 mval pro Tag (s. u.) entspricht 73 mval pro Tag an H^+-Ionen; da es sich um einwertige Ionen handelt, sind ja mval und mmol gleich. Angesichts einer mittleren Urinmenge von 1,25 l und einer Harnsäurekonzentration von 2,4 mmol/l ergibt sich eine Konzentration sonstiger Säuren von rund 70 mmol/l, was aufgrund der Feststellungen in Abschnitt 5.4 höchst unwahrscheinlich erscheint. Bezogen auf Milchsäure müßten 7,9 g derselben im 24h-Urin enthalten sein!

Problematisch wird diese NAE-Berechnung bzw. -Definition, wenn man die folgende Äußerung von Remer und Manz genauer betrachtet: „Renal NAE ... is also the difference of the sum of the remaining important urinary anions ... minus the sum of the mineral cations ...". Verwenden wir die Mittelwerte der bekannten Urindaten [10], so erhalten wir folgende Grammäquivalente (in mval) für den 24h-Urin:

Na^+	130
K^+	65
Ca^{2+}	9
Mg^{2+}	11
Cl^-	180
PO_4^{3-}	68
SO_4^{2-}	40

Anionen organischer Säuren wurden ignoriert (s. u.). Setzen wir dies in die Beziehung

$$NAE = \sum \text{Anionen} - \sum \text{Kationen} \qquad (1.12)$$

ein, so ergibt sich eine NAE von 73 mval. Umgerechnet entspricht das einem p_H-Wert von 1,28. Das kann nicht sein. Würde mit dem Urin eine nennenswerte Menge HCO_3^- ausgeschieden, so wäre die NAE *noch* größer und der p_H *noch* saurer!

Betrachten wir die Werte in Tabelle 3 der genannten Arbeit, so ergibt sich *ohne* die Anionen organischer Säuren für die 4 untersuchten Situationen eine NAE von 3,7 bis 117,5 mEq/d (geschätzt) bzw. 6,9 bis 121,6 mEq/d (gemessen). Daraus errechnen sich 24h-Urin-p_H-Werte von 2,53 bis 1,01 in krassem Gegensatz zu den angegebenen Werten, die zwischen 6,7 und 5,5 liegen. Die Inklusion organischer Säureanionen würde zu einer noch größeren Diskrepanz führen. Offensichtlich paßt hier vieles nicht zusammen.

In einer weiteren Publikation der Autoren wird der Urin-p_H von 60 Probanden (ausschließlich Männern) mit deren NAE in Beziehung gesetzt [11]. Ignorieren wir die nur mäßige Korrelation, so sollte sich aufgrund der Regressionsgeraden bei einer NAE von 73 mval pro Tag ein p_H-Wert von 6,17 ergeben. Dieses Resultat widerspricht aber um 5 (!) Größenordnungen dem obigen Befund. An den Ergebnissen von Remer und Manz sind daher erhebliche Zweifel angebracht.

Davon abgesehen weichen die von Remer und Manz gemessenen Ionenkonzentrationen bzw. Grammäquivalente teilweise erheblich von den o. g. Literaturwerten ab. Zudem wird behauptet, daß die Sulfatkonzentration im Urin dem Metabolismus der schwefelhaltigen Aminosäuren Cystein und Methionin zuzuschreiben ist. Tatsächlich läßt sich aus einer Proteinzufuhr von 70 g pro Tag und den bekannten Anteilen von Cystein und Methionin die Ausscheidung von 20 mmol Sulfat pro Tag erklären, jedoch setzt dies voraus, daß die aufgenommenen Proteine *vollständig* zur Energiegewinnung verwendet werden. Fakt aber ist, daß die Aminosäuren im Normalfall überhaupt nicht zur Energiegewinnung sondern vielmehr zum Aufbau neuer Proteine eingesetzt werden.

In besagter Publikation wird die PRAL entsprechend der Gleichung 1.12 aus Tabellen für den Ionengehalt von Lebensmitteln errechnet. Die oben geäußerten Zweifel sind auch hier angebracht, zumal aufgrund dieser Werte eine - von vielen Heilpraktikern angestrebte - basenorientierte Ernährung am besten mit einer Spinat-Rosinen-Diät unter strenger Vermeidung von Hartkäse und Eiern erzielt werden könnte. Wer mag das glauben?

Auch die Ausscheidung organischer Säuren wird u. E. falsch bestimmt. Tabelle 4 gibt als Näherungswert die Formel OA(mEq/d) = BW × 0.66 an, wobei BW, das „body weight", wohl eher die Körper*masse* sein müßte. Sollten die mEq mit unseren mval identisch sein, so ergäbe sich für einen 90 kg schweren Probanden eine OA-Ausscheidung von 59,4 mval/d. Dies entspräche bei einem Restharnvolumen von 1,25 l pro Tag einem p_H-Wert von 0,90. Auch das kann natürlich nicht sein.

Summa summarum mögen die Resultate von Remer und Manz vielleicht etwas über die diätetischen Möglichkeiten zur Vorbeugung der Urolithiasis aussagen, wofür sie ja ursprünglich auch gedacht waren, aber sie sind sicherlich nicht brauchbar, um einen wissenschaftlich haltbaren Zusammenhang zwischen Nahrungsaufnahme, Metabolismus und Urin-p_H herzustellen.

1.8 Die Arbeiten von Jörgensen und Sander

1.8.1 Die Bluttitration nach Jörgensen

Diese Titration verfolgt das Ziel, eine etwaige Übersäuerung schnell zu quantifizieren [12]. Leider aber wartet Jörgensen schon eingangs mit Irrtümern und Ungereimtheiten auf. Die zitierte van Slyke-Gleichung ist Unsinn, da links und rechts des Gleichheitszeichens „p_H" steht, so daß der p_H-Wert einfach eliminiert werden könnte und als Ergebnis das konzentrationsabhängige Integral gleich null wäre. Auch die dritte Gleichung auf S. 372 hat keinen Sinn, da die Gleichgewichtskonstante K für die verschiedenen Puffersysteme sehr unterschiedlich ist und ein Mittelwert alleine schon aufgrund der völlig unterschiedlichen Konzentrationsverhältnisse irrelevant ist. Für alle Zahlenwerte und Korrekturfaktoren fehlt überdies der Literaturnachweis.

Insbesondere muß erwähnt werden, daß die Definition der Pufferkapazität keinesfalls problematisch ist, wie Jörgensen vermutet. Vielmehr ist die Pufferkapazität sauber definiert als die Ableitung der Basenkonzentration nach dem p_H-Wert, vereinfacht also gemäß

$$\beta = \frac{\Delta[\text{Base}]}{\Delta p_H}.$$ (1.13)

Des weiteren spricht Jörgensen von „Säurevalenzen". So etwas gibt es nicht. Die Valenz (Wertigkeit) ist chemisch definiert als „die Eigenschaft eines Atoms, Ions oder Radikals, sich mit anderen Atomen, Ionen oder Radikalen in definierten Verhältnissen zu kombinieren" [13].

Die erste Meßreihe der Titration verwendet 1 ml Vollblut. Nach der p_H-Messung werden in fünf Schritten je 0,1 ml einer 0,1-molaren Salzsäure zugegeben, und es wird jeweils die Veränderung des p_H-Werts bestimmt. Die Eintragung in ein Nomogramm und die Extrapolation auf den oben besprochenen p_K-Mittelwert von 6,1 sollen dann die jeweilige Pufferkapazität des

Vollbluts liefern. Die zentrale Gleichung zur Beurteilung des Procederes lautet

$$p_H = pK - \log \frac{[\text{Säure}]}{[\text{Base}]} \,.   \tag{1.14}$$

Fassen wir die Basenkonzentration als Funktion des p_H-Werts auf, so ergibt sich

$$\Delta[\text{Base}] \;=\; [\text{Base}]_1 - [\text{Base}]_0   \tag{1.15}$$

$$\;=\; [\text{Säure}]_1 \cdot 10^{p_H(1)\,-\,pK} - [\text{Säure}]_0 \cdot 10^{p_H(0)\,-\,pK} \,. \tag{1.16}$$

Jörgensen geht von einem Anfangs-p_H von 7,40 aus. Außerdem vermutet er eine mittlere Basenkonzentration von rund 50 mmol/l. Damit errechnet sich die anfängliche Säurekonzentration zu 2,51 mmol/l. Im ersten Schritt der Titration werden 0,01 mmol Säure hinzugefügt. Diese Säuremenge neutralisiert vorhandene Base, so daß die Basenmenge auf 0,04 mmol schrumpft. Die ursprünglich vorhandene Säuremenge wird entsprechend erhöht, da sich beispielsweise beim Hydrogencarbonatpuffer HCO_3^- in CO_2 umwandelt und dieses in der Lösung verbleibt (s. u.). Außerdem erhöht sich das Volumen auf 1,1 ml. Nach dem vierten Schritt der Titration erhalten wird durch analoge Rechnung $p_H = 5,47$ und $\beta = 22,26$ mmol/l.

Vergleichen wir diese Werte mit jenen, die sich aus Jörgensens Abb. 1 entnehmen lassen, so ist offensichtlich, daß hier nichts zusammenpaßt, *obgleich* für unsere Rechnungen Jörgensens Parameter verwendet worden sind. Insbesondere fragt man sich, warum eigentlich die Säurezugabe je Schritt - laut Beschriftung der x-Achse in Abb. 1 - einer Erhöhung der Pufferkapazität um exakt 10 mmol/l entsprechen soll. Genau dort liegt das Problem. Die Pufferkapazität ergibt sich, wie (1.13) zeigt, aus der Veränderung der Basenkonzentration im Verhältnis zur Veränderung des p_H-Werts. β ergibt sich also als die *mittlere Steigung* der Kurve, wenn man $\Delta[\text{Base}]$ (auf der y-Achse) gegen Δp_H (auf der x-Achse) aufträgt. Merke: Die Pufferkapazität wird *nicht* auf der x-Achse vs. p_H (auf der y-Achse) aufgetragen. β ist also der *Betrag des mittleren Gefälles* in Jörgensens Abb. 1. Ihr Wert beträgt 26,65 mmol/l. Da die Pufferwirkung bei $p_H = pK$ optimal ist, wundert es nicht, daß β sowohl bei höherem als auch bei niedrigerem p_H unterhalb von 26,65 mmol/l liegt. Jörgensens Festlegung des Normalpunktes ist sinnlos.

Man könnte einwenden, daß sich zumindest die p_H-Werte einander annähern, wenn berücksichtigt wird, daß durch Verlust von CO_2 der p_H ansteigt. Dem ist aber nicht so, wie die Betrachtung der Löslichkeit von CO_2 bei 37° C und Normaldruck (1013 hPa) zeigt.

Unter Berücksichtigung all dieser Tatsachen ist klar, daß dieses Verfahren keinerlei Aussagekraft bzgl. einer etwaigen Azidose oder Alkalose besitzt.

1.8.2 Die Urintitration nach Sander

Sanders Forschungen fanden im wesentlichen in den 30er Jahren des vergangenen Jahrhunderts statt. Seine Erkenntnisse faßte er erstmals 1953 in Buchform. Das Werk wird bis heute unverändert nachgedruckt [14]. Wie im Falle von Jörgensen häufen sich bereits am Anfang Fehler und Begriffsverwirrungen. Auf S. 11 schreibt er „Die Basendepots bestehen in diesem Falle aus den alkalophilen Drüsen, welche viel fixe Basen benötigen ...". Daß es keine Basendepots gibt, ist oben bereits erklärt worden. Drüsen sind auch nicht alkalophil (= OH^--Ionen liebend). Was „fixe" Basen sein sollen, entzieht sich sowieso dem naturwissenschaftlichen Verständnis. Weiter schreibt er von „Galle mit starkem Säurebindungsvermögen". Die Galle enthält Stoffe, die für die Verdauung der Lipide wichtig sind (Salze der Gallensäuren sowie Phospholipide), und Stoffe, die lediglich ausgeschieden werden sollen (Gallenfarbstoffe und die an Glucuronsäure gebundenen Produkte des Fremdstoffmetabolismus). Von einem Säurebindungsvermögen kann nicht die Rede sein. Darauf liest man folgende Aussage: „... durch welche Kochsalz des Blutes periodisch in äquivalente Mengen Salzsäure und Natriumbicarbonat zerlegt wird." Im Blut liegt kein Kochsalz vor. Es gibt dort lediglich Na^+- und Cl^--Ionen. Eine Zerlegung findet nicht statt. Zur Produktion von Hydrogencarbonat, die im übrigen nicht periodisch sondern permanent erfolgt, s. o.

Auf S. 12 bezeichnet er die Magensalzsäure als die saure, $NaHCO_3$ als die basische Komponente des Kochsalzes. Dies offenbart ein eigentümliches Verständnis anorganisch-chemischer Grundlagen. Auch kann von einer „Resynthese des Kochsalzes" nicht die Rede sein. In den Körperflüssigkeiten liegen Natrium- und Chloridionen nebeneinander vor. Das daraus zusammengesetzte Molekül NaCl gibt es dort nicht. Auf S. 15 liest man „Mangel an fixen Basen im Blute ..., durch welche die Kohlensäure gebunden ... werden könne. ... man meint Mangel an Natriumbicarbonat im Blut." Natriumbicarbonat - besser: Natriumhydrogencarbonat - soll Kohlensäure binden können? Weiter geht es auf S. 16: „relativen Verhältnisse der H^+- und OH^--Ionen ..., die wir kurz als p_H-Wert ... zu bezeichnen pflegen." Wenige Zeilen später äußert er sich ähnlich. Demnach wäre also der p_H-Wert der Quotient $[H^+]/[OH^-]$. Da bekanntlich (ohne Einheiten)

$$[H^+] \times [OH^-] = 10^{-14} \,, \qquad (1.17)$$

müßte gelten: $p_H = [H^+]^2 \times 10^{-14}$. Das ist natürlich Unsinn.

Diese Liste ließe sich weiter fortsetzen. Daher sind auch seine Ausführungen in Kapitel IV (Bestimmung des sog. Aziditätsquotienten) mit Skepsis zu betrachten. Zur Bestimmung dieses Quotienten (AQ) werden 5 ml Harn vorgelegt. Dem fügt er NaCl, einige Tropfen Phenolphthaleinlösung als Indikator und 5 ml 0,1-molare Salzsäure zu, um dann durch Evakuieren evtl. vorhandenes CO_2 zu eliminieren. Der Harn hat jetzt einen p_H-Wert von rund 1,30. Sodann wird mit 0,1-molarer Natronlauge bis zum Umschlag des Indikators bei ca. 9,0 titriert. Die bis dahin verbrauchte Menge an Natronlauge entspricht, abzüglich von 5 ml zur Rücktitration der Salzsäure, genau derjenigen Menge an OH^--Ionen, die zur Neutralisation der im Harn vorhandenen „sauren Valenzen" erforderlich sind. Dieser Wert ist die sog. A-Zahl. Zur Ermittlung der B-Zahl wird nun der Probe eine nur grob bestimmte Menge an Wasser mit einem Gemisch zweier Indikatorfarbstoffe zugesetzt. Titration erfolgt mit 0,1-molarer Salzsäure bis zur reinen Gelbfärbung, die einem p_H-Wert von 4,3 entsprechen soll [15]. Der Verbrauch an Säure liefert die B-Zahl, und der Aziditätsquotient errechnet sich nun gemäß

$$AQ = \frac{A}{B} \cdot 100\% \,. \tag{1.18}$$

Hat der so bestimmte AQ irgendeinen Sinn? Wir gehen von einem Harn durchschnittlicher Zusammensetzung aus, d. h., die für die Titration relevanten Stoffe liegen in folgender Konzentration (in mmol/l) vor:

Harnsäure	2,4
NH_4^+	25,6
Phosphat	18,4

Weiter nehmen wir einen Harn-p_H von 6,0 an. Damit befinden wir uns sowohl für Harnsäure als auch für Ammonium und Phosphat abseits des jeweiligen Dissoziationsgleichgewichts. Daher kann die Frage, inwieweit diese Stoffe durch p_H-Änderung in protonierter oder deprotonierter Form vorliegen, nur anhand des folgenden Gleichungssystems beantwortet werden, wobei sich der Index 1 auf die Situation bei $p_H(1)$ und der Index 2 auf die Situation bei $p_H(2)$ bezieht:

$$K_S = \frac{[H^+]_2\,[Base]_2}{[Säure]_2} \tag{1.19}$$

$$[Säure]_1 + [Base]_1 = [Säure]_2 + [Base]_2 \tag{1.20}$$

Da aber die Summe der Konzentrationen von Säure und Base am Punkt 1 gleich der analytisch bestimmten (und in obiger Tabelle angegebenen) Gesamtkonzentration $[Säure]_0$ ist, folgt letztlich für einen beliebigen p_H-Wert mit dem Index i

$$\frac{[Säure]_i}{[Säure]_0} = \frac{[H^+]_i}{[H^+]_i + K_S} \,. \tag{1.21}$$

Berücksichtigen wir diese Werte, die Konzentrationen der einzelnen Stoffe sowie die Menge des vorgelegten Urins, so sind 0,135 mmol Base notwendig, um den p_H von 6,0 auf 9,0 anzuheben. Für die Rücktitration von 9,0 auf 4,3 ergibt sich ein Säurebedarf von 0,148 mmol. Aus (1.18) errechnet sich daher der Azidätsquotient zu 91%.

Das heißt: Nach Sander leidet *jeder* Proband mit *völlig* durchschnittlicher Urinzusammensetzung und *völlig* durchschnittlichem Urin-p_H an einer sehr schweren Übersäuerung. Wer mag das glauben?

Die Ursache für diesen Fehler ist schnell gefunden. Durch die anfängliche HCl-Behandlung wird der Hydrogencarbonatpuffer quantitativ entfernt. Bei den nachfolgenden Titrationen spielt dann nur noch der Phosphatpuffer eine Rolle. Dieser ist aber, wie oben gezeigt, besonders für eine Azidose ohne Bedeutung (Kapazität zu gering, pK_2 zu hoch). Vor allem aber wird er in dem genannten p_H-Bereich einfach nur hin- und hertitriert. Daher sind natürlich A- und B-Zahl in der Regel näherungsweise gleich, woraus sich eben ein Azidätsquotient von nahe 100% ergibt. Fazit: Sanders Meßverfahren ist irrelevant.

1.9 Extrazelluläre Matrix (EZM) und Stoffwechselschlacken

Im Rahmen der Hypothese einer permanenten Übersäuerung des modernen Menschen spielt die Betrachtung der EZM eine große Rolle, so z. B. bei Worlitschek [16]. Dessen Behauptungen gehen im wesentlichen auf die Lehre von H. Heine zur sog. Grundregulation zurück. Worum aber handelt es sich nun bei der EZM? Ihre Substanz wird in den Zellen gebildet und danach in den Extrazellulärraum abgegeben. Die wesentlichen Bestandteile sind:

- Kollagen, ein neutrales Protein

- Elastin, ein ebenfalls neutrales aber hydrophobes Protein, das nur in der Blutgefäßwand und in den Lungen zu finden ist

- Glykosaminoglykane

    - Bei diesen Verbindungen, den weitaus wichtigsten Bestandteilen der EZM, handelt es sich um Polymere aus Disaccharideinheiten (eine Uronsäure plus ein Aminozucker) ohne Proteinanteil. Der Aminozucker ist häufig mit Schwefelsäure verestert. Die Säure liegt jedoch nicht frei sondern als Salz vor, in der Regel mit Na^+ als Kation.

- Aufgrund der Salzstruktur sind diese Glykosaminoglykane in der Lage, osmotisch große Mengen an H_2O einzulagern.

- Sie haben u. a. folgende Aufgaben:

  * Erleichterung der Diffusion zu den Zellen hin und von ihnen weg
  * Erleichterung der Signalübertragung
  * Beeinflussung des Transports extrazellulärer Enzyme
  * Vermittlung der Entzündungsreaktion

• nichtkollagene Glykoproteine

Die EZM ist also aufgrund ihrer salzig-wässrigen Konstitution gerade eben *nicht* zur Speicherung irgendwelcher Verbindungen sondern vielmehr zu deren Transport zu den Zellen oder von den Zellen weg konzipiert. Worlitschek irrt daher völlig, wenn er behauptet, Proteoglykane - Proteine mit einem Kohlehydratanteil, der größer ist als der Proteinanteil - seien *das* Baugerüst der EZM und in der Lage, Kohlehydrate, Eiweiß („als NH-Gruppen") und Fett („als Kohlehydratketten mit Säureresten") zu *speichern*. Davon abgesehen kann man Eiweiße nicht auf NH-Gruppen reduzieren, und Fette sind Ester des Glycerins mit drei Fettsäuren.

Problematisch wird es, wenn man bei Worlitschek weiterliest: „Ein Glukoseüberschuss hat die nicht enzymatische Glykosylierung aller Zuckerkomponenten in der EZM zur Folge ..." Unter Glykosylierung versteht man die Verknüpfung eines Proteins mit einem Kohlehydratanteil. Im Organismus erfolgt dies *ausschließlich* enzymatisch, und zwar im endoplasmatischen Retikulum oder im Golgi-Apparat. Aber offenbar will Worlitschek die Zuckerkomponenten mit Glukose statt eines Proteins verknüpfen, also ein Mega-Kohlehydrat erzeugen, das dann auch noch mit Hilfe von Sauerstoffradikalen - wo kommen die in der EZM her? - und unter Einschluß von Lipiden zu einem Riesenmolekül polymerisieren soll. Die Grenze der Belastbarkeit des Lesers ist erreicht, wenn Worlitschek wenige Zeilen später von spannungssensitiven Genen der Bindegewebszellen spricht. Gene sind per se nicht spannungssensitiv. Gene geben Information weiter. Nicht mehr und nicht weniger.

Die Protagonisten der EZM-Speicherhypothese sollten sich aufgefordert fühlen, nachprüfbare Fakten beizubringen. Die immer wiederkehrende Präsentation der selben, vielfältig interpretierbaren elektronenmikroskopischen Aufnahme kann über die eklatanten Schwächen der Hypothese nicht hinwegtäuschen [17].

Ähnliches gilt für die immer wiederkehrende Behauptung, der Körper des modernen Menschen *verschlacke*. Was unter solch einer Stoffwechselschlacke zu verstehen sein soll, hat Pirlet definiert [18]. Zur Relevanz dieses Beitrags sei nur ein Satz zitiert: „Die wichtigsten physiologischen Abbauprodukte - Stoffe von hoher Toxizität - kennen wir noch gar nicht." Wir kennen sie also nicht, wissen aber gleichzeitig, daß sie hoch toxisch sind.

Was kann man, sofern man das Wort „Stoffwechselschlacken" überhaupt verwenden will, als eine solche bezeichnen, als etwas, das aufgrund mangelnder Ausscheidung als Stoffwechselendprodukt übrig bleibt und irgendwo deponiert wird? In erster Linie kommt hier Natriumurat in Frage, das sich im Bereich distaler Gelenke anreichern und dort den berüchtigten Gichtanfall auslösen kann. Weiter kann man an Schwermetallionen denken, insbesondere solche des Bleis, Cadmiums und Quecksilbers, die in nicht geklärter Form vor allem in Leber und Nieren zu finden sind. Schließlich wären noch jene lipophilen Substanzen wie z. B. 1,1-p,p'-Dichlordiphenyl-2,2,2-trichloräthan (DDT) zu nennen, die biologisch kaum abbaubar sind und im Fettgewebe deponiert werden. Aufgrund der seit Jahrzehnten geltenden Einsatzverbote ist aber kaum noch mit einer nennenswerten Belastung durch diese Substanzen zu rechnen.

Summa summarum steht fest, daß es saure Schlacken im Sinne der Erfinder dieses Begriffes nicht gibt und die EZM demzufolge auch kein Speicherorgan für selbige sein kann.

1.10 Übersäuerung und Intelligenz

Gerne wird von Vertretern der Übersäuerungshypothese auf eine Arbeit von Rae et al. hingewiesen [19]. Die Autoren haben darin den Intelligenzquotienten von 42 Knaben im Durchschnittsalter von rund 10 Jahren mit dem intrazellulären Gerhin-p_H in Verbindung gebracht. Der p_H wurde nach Moon und Richards mit Hilfe der ^{31}P-NMR aus der chemischen Verschiebung von Phosphokreatin vs. Phosphorsäure berechnet. In der Originalarbeit [20] wird jedoch die Verschiebung des NMR-Signals von 2,3-Diphosphoglycerat vs. H_3PO_4 in Abhängigkeit vom p_H-Wert untersucht. Inwieweit sich hier schon Fehler einschleichen, kann momentan nicht beurteilt werden.

Rae et al. präsentieren in ihrer Fig. 2 das Ergebnis. Während sich die gefundenen p_H-Werte in einem Intervall von 7,0 bis 7,1 bewegen, variiert der IQ zwischen knapp über 60 und 140. Dennoch wird eine Regressionsgerade durch die Meßwerte gelegt, die folgenden linearen Zusammenhang suggeriert: Je höher der p_H (also je basischer), desto intelligenter. Einer genaueren Betrachtung hält diese Hoffnung jedoch nicht stand. Der Korrelationskoeffizient

ρ zweier Größen X und Y ist gegeben durch

$$\rho(X, Y) = \frac{E(XY) - E(X)\,E(Y)}{\sqrt{V(X)\,V(Y)}}, \qquad (1.22)$$

wobei E der Erwartungswert und V die Varianz (das Quadrat der Standardabweichung) ist. Der Betrag von ρ liegt zwischen 0 und 1. ρ nahe 0 bedeutet,
daß es keinen Zusammenhang gibt, während ρ nahe 1 einen solchen wahr-
scheinlich erscheinen läßt. Im aktuellen Fall liegt ρ bei 0,523. Was soll man
davon halten?

Organische Phosphate zeigen je nach Substitution und p_H chemische
Verschiebungen zwischen $+30$ und -15 ppm. Laut Moon und Richards (Fig.
2) bewegt sich die chemische Verschiebung von 2,3-Diphosphoglycerat in einem Bereich von rund 0,1 ppm, wenn man den p_H zwischen 7,0 und 7,1
variiert. Die p_H-Werte der Rae-Publikation sind jedoch auf 0,01 Einheiten
angegeben, d. h., die chemischen Verschiebungen müssen auf 0,01 ppm genau
bestimmt worden sein. Das ist jedoch völlig unmöglich, zumal die Autoren ein
handelsübliches Ganzkörper-NMR-Gerät verwendet haben. Die damit produ-
zierten Daten sind nichts als Hausnummern. Ein Rückschluß auf eine etwaige
Beziehung zwischen Hirn-p_H und IQ kann daraus nicht gezogen werden.

1.11 Evolution und Ernährung

Die Gattung *Homo* aus der Familie der Hominiden erschien erstmalig mit der
Art *Homo rudolphensis* vor rund 2,4 Millionen Jahren auf dieser Welt. Der
nachfolgenden Art *Homo habilis* wird der erste Gebrauch von Geröllwerkzeu-
gen zugeschrieben. Die kontrollierte Verwendung des Feuers - Grundvoraus-
setzung für die Verarbeitung von Nahrungsmitteln - ist jedoch erst für den
Pekingmenschen (ca. 400.000 Jahre v. u. Z.) nachweisbar. Unser direkter Vor-
fahr, der *Homo sapiens sapiens*, ist seit ungefähr 100.000 Jahren auf dieser
Welt. Sein zielgerichteter Umgang mit dem Feuer sowie die Anfertigung und
Handhabung von qualitativ ansehnlichen Steinwerkzeugen ist durch zahlrei-
che Funde gut belegt. Was aber verzehrte er?

Der Mensch war und ist von Natur aus ein Allesfresser, wie die Gebiß-
analysen der verschiedenen Menschenarten zeigen. Daß „wir" uns in der Alt-
steinzeit überwiegend von Fleisch und Fisch ernährt haben, ist keineswegs ein
Mythos. Das zeigt alleine schon ein Blick auf die damals verfügbaren pflanz-
lichen Lebensmittel. Nutzbare Süßgräserarten wie Weizen und Mais wuchsen
nur verstreut - der Ackerbau war ja noch nicht erfunden - und hatten signifikant weniger Körner pro Ähre bzw. Kolben als heute. Wildfrüchte waren

ebenfalls wesentlich kleiner und damit nur begrenzt als Nahrung nutzbar. Zudem ist der Anteil verwertbarer Kohlehydrate in Wildpflanzen durchweg geringer als in ihren durch Kultivierung und Zucht modifizierten Verwandten. Auch Blätter und Wurzeln liefern im Vergleich zu ihrer Masse nur wenig Energie und sind oftmals für *Homo sapiens sapiens* schlicht unverdaulich. Davon ganz abgesehen ist eine pflanzliche Ernährung wesentlich an den Jahreszeitenzyklus gebunden (Winter/Sommer bzw. Trocken-/Regenzeit). Außerdem war damals die Konservierung noch nicht erfunden. Man mußte nehmen, was aktuell verfügbar war. Daher hat sich der frühe Mensch logischerweise schwerpunktmäßig an Wildtiere halten müssen.

Als Gegenargument werden häufig Untersuchungen an heutigen Gesellschaften von Jägern und Sammlern herangezogen, die im Schnitt ein Verhältnis von pflanzlicher zu tierischer Kost von 65:35 nahelegen (zitiert in [21]; die Originalquelle - ein Aufsatz in einem 1968 in Chicago erschienenen Buch - ist nicht zugänglich). Worauf sich dieses Verhältnis überhaupt bezieht (Menge? Energieinhalt?), ist unklar. Es darf jedoch bezweifelt werden, daß heute lebende Jäger und Sammler noch so viel mit ihren und unseren Vorfahren zu tun haben. Seit dem Auftauchen des *Homo sapiens sapiens* sind nach vorsichtiger Schätzung mindestens 5.000 Generationen vergangen - genug Zeit, um Erbmaterial zu ändern. Aber selbst wenn die heute lebenden Jäger und Sammler uns einen tieferen Blick in die Welt unserer Vorfahren eröffnen *könnten*, so müssen doch wesentliche Forschungspublikationen mit Skepsis betrachtet werden. Eaton et al. haben sich mit der Frage des Nahrungsgehalts im Paläolithikum in einer viel beachteten Studie beschäftigt [22]. In deren Tabelle 1 wird der Gehalt an Vitaminen, Mineralkationen und Ballaststoffen in der Nahrung heutiger Jäger und Sammler dargestellt. Angegeben sind jeweils der arithmetische Mittelwert sowie die Standardabweichung. Bezeichnen wir den Mittelwert mit μ und die Standardabweichung mit σ, so liegen bei einer Normalverteilung rund 68 % aller Meßwerte bzw. Datenpunkte innerhalb des Intervalls $[\mu - \sigma; \mu + \sigma]$. Je kleiner die Standardabweichung, desto prononcierter der Mittelwert. Nun wird z. B. für das Anion der Ascorbinsäure $\mu = 32,5$ mg/100g und $\sigma = 54,4$ mg/100g angegeben. Die Verteilung der Meßwerte ist also extrem breit, so daß dem Mittelwert kaum Bedeutung zukommt. Gleiches gilt u. a. für Gesamt-Karotin (138 zu 333), Vitamin E (2,24 zu 4,44) und Natrium (16,5 zu 39,3). Viel problematischer ist aber folgendes: Wenn bei Na^+ der Mittelwert 16,5 mg/100g beträgt und die Standardabweichung 39,3 mg/100g, dann liegen rund 68 % der Meßwerte in dem Intervall von $-22,8$ bis $+55,8$, d. h., es gibt Meßwerte mit *negativem* Natriumgehalt! Wo in der Natur soll es denn einen *negativen* Gehalt an irgend etwas geben? Offensichtlich ist entweder zumindest ein Teil der Ausgangswerte falsch, oder die Autoren haben die Daten falsch ausgewertet.

Daß diese Arbeit überhaupt noch zitiert wird, stimmt bedenklich.

Eine Ernährung auf der Basis von Fleisch, Fisch, Insekten und Früchten ohne größeren Anteil an Cerealien werden auch die Anhänger der PRAL-Tabellen kaum als basisch ansehen wollen. Die Vermutung, daß sich der Mensch im Verlauf der letzten 100.000 Jahre von seiner ursprünglichen Ernährungsweise verabschiedet hat, ist sicher richtig. Mit einem Wandel von der angeblich guten basischen zur angeblich schlechten sauren Kost hat dies aber nichts zu tun. Im übrigen: Der einzige, sicher „vegetarisch" gelebt habende Hominide (*Australopithecus robustus*) starb a) vor rund 1,5 Millionen Jahren aus und gehörte b) zur Gruppe der Menschenartigen, nicht zur Gruppe der Menschen. Er war also kein Vorfahre unserer Stammeltern sondern nur Zeitgenosse.

1.12 Zusammenfassung

Knapp formuliert stellen sich die Ergebnisse dieser Untersuchung wie folgt dar:

- Der p_H-Wert des Blutes wird nahezu ausschließlich durch den Hydrogencarbonatpuffer bestimmt.

- Die Kapazität dieses Puffers ist jedem anderen der im Körper vorhandenen und genutzten Systeme weit überlegen.

- Hydrogencarbonat wird überall im Körper und permanent erzeugt. Von Säure- oder Basenfluten und entsprechenden Ebben kann daher nicht die Rede sein.

- Der Metabolismus der wichtigsten Nahrungsbestandteile führt *nicht* zur Säureproduktion.

- Mit der Nahrung zugeführte Säuren stellen ebenfalls keinerlei Risiko dar.

- Die potentielle renale Säurelast (PRAL) ist ein unbrauchbares Mittel, um einen Zusammenhang zwischen Ernährung einerseits und einer angeblichen Übersäuerung andererseits darzustellen.

- Die Bluttitration nach Jörgensen besitzt keine Aussagekraft.

- Die Urintitration nach Sander ist ebenso irrelevant.

- Saure Schlacken gibt es nicht. Demzufolge können sie auch nicht in der extrazellulären Matrix gespeichert werden, die ja sowieso nicht zur Speicherung konzipiert ist.

- Der p_H-Wert des Gehirns hat mit Intelligenz nichts zu tun.

- Und die Evolution des Menschen liefert nur einen wichtigen Hinweis: Die Ernährung des Menschen soll - pseudo-sauer vs. pseudo-basisch hin oder her - schlicht und einfach so vielfältig wie möglich sein.

Die von vielen Heilpraktikern, Ärzten und Ernährungsberatern beschworene Übersäuerung des menschlichen Körpers findet - von pathologischen Ausnahmen abgesehen - nicht statt. Zu einer metabolischen Azidose kann es dann nur noch dadurch kommen, daß der Körper nicht genügend Carboanhydrase produziert. Möglicherweise ist gravierender Zinkmangel die Hauptursache.

Daß durch Einnahme sogenannter Basenpulver und eine Ernährungsumstellung gelegentlich Heilerfolge erzielt werden können, soll nicht bestritten werden. Für den Patienten ist es ja letztlich egal, was hilft. Für den Heiler darf dies jedoch keinesfalls so sein. Eine Therapie auf offensichtlich unhaltbare Behauptungen zu stützen führt in die Irre.

Kapitel 2

Schüßlersalze

2.1 Einleitung

Mittlerweile gehören Kurse über Schüßlersalze schon zum Standardrepertoire einer jeden Volkshochschule. In diesem Kapitel wird jedoch nach einer Kritik der Vermischung von Esoterik und naturwissenschaftlichem Halbwissen durch prominente Vertreter der Schüßler-Therapie anhand chemischer und molekularbiologischer Erkenntnisse sowie ausführlicher Dimensionsbetrachtungen gezeigt, daß Schüßlersalze die behaupteten Wirkungen im menschlichen Körper zumindest aus wissenschaftlicher Sicht gar nicht entfalten *können*. Eine etwaige Wirkung auf einer feinstofflichen Ebene oder anhand einer wie auch immer gearteten Informationsvermittlung wird - jenseits aller naturwissenschaftlicher Beschränkungen - auf ihre logische Möglichkeit hin untersucht. Dabei zeigt sich aber, daß auch sie unmöglich ist. Eine Therapie mit diesen Salzen ist daher sinnlos.

Thomas Rau, Chefarzt der Paracelsus Klinik nahe St. Gallen, schreibt in der Einführung zu einem Standardwerk der Schüßler-Therapie, „Es kann heute wissenschaftlich nachgewiesen werden, daß die Mineralstoffmittel ... das Energiepotential der Zellmembran zum Teil verändern und die Reaktionsfähigkeit der Zelle, ihre «Lebendigkeit», verbessern." [23] Daß dies in der Konzentration, in der diese Salze in den menschlichen Körper gelangen, gar nicht passieren kann, wird im nächsten Abschnitt erläutert. Weiter schreibt er: „Was lebende von toter Zellmaterie unterscheidet, zeigt sich also im Zellmembranpotential." Wieso *also*? Dieser Begriff setzt eine Schlußfolgerung voraus, die in diesem Zusammenhang überhaupt nicht getroffen werden kann, da die genannte Behauptung - Schüßlersche Mineralstoffmittel beeinflussen das Membranpotential - unbewiesen und somit gegenstandsleer ist. Weiter geht es: „Daraus wird deutlich, daß wir mit den Schüßlersalzen fun-

damental auf interstitiellem und zellulärem Niveau in die Lebendigkeit und
Reaktionsfähigkeit des Gesamtorganismus hineinwirken ...“ *Woraus* soll das
deutlich werden? Im Vorstehenden wird nichts dazu gesagt. Und diese Liste
schierer Behauptungen ohne jede Angabe von Argumenten zieht sich nicht
nur durch das Vorwort sondern durch das ganze Buch hindurch.

„Die Wissenschaft zeigt, daß Energieübertragung im feinstofflichen Bereich durch den Halbleiter Silicium (Quarz) erst ermöglicht wird. Silicium
wird daher auch als Grundstoff im Informatik- und Computerwesen benötigt.“
[24] Das ist falsch. Zum einen hat die Wissenschaft mit einer etwaigen feinstofflichen Sphäre nichts zu tun. Sie redet also auch nicht über Energieübertragung dortselbst. Zum anderen ist Silizium überaus *grobstofflich*, was jeder,
der die Synthese elementaren Siliziums einmal durchgeführt hat, bestätigen
kann. Des weiteren unterscheiden sich das Element Silizium und sein Oxid
SiO_2, das in kristalliner Form u. a. als Quarz auftritt, in nahezu jeder Hinsicht
signifikant voneinander. Es sei nur darauf hingewiesen, daß Si ein Halbleiter,
SiO_2 jedoch ein Isolator ist. Und daß Si *gerade* wegen seiner Möglichkeit der
Energieübertragung im feinstofflichen Bereich für die Computerindustrie von
Bedeutung ist, ist Unsinn. Für die Computerindustrie sind integrierte Schalt-
kreise von essentieller Bedeutung. Diese beruhen auf Halbleitermaterialien,
und das erste verfügbare dieser Materialien (aber bei weitem nicht das für
alle Zwecke beste) war eben Silizium. Feinstoffliche Eigenschaften, so es sie
denn gibt, waren für die Auswahl des Siliziums irrelevant.

Genau in dieser Art und Weise der Vermischung von Esoterik und naturwissenschaftlichem Halbwissen geht es aber nicht nur mit dem Geleitwort
sondern auch mit der ganzen Einführung in das genannte Buch weiter. Wenn
aber schon von Anfang an das Meiste höchst zweifelhaft und angreifbar ist,
deutet doch alles darauf hin, daß man sich auch den gesamten Rest der Lehre
ersparen kann. Die nachfolgende Analyse soll den Leser dazu ermutigen.

2.2   Dimensionsbetrachtungen

Schüßler war davon überzeugt, daß nahezu alle Krankheiten einen zellulären
Ursprung bzw. Hintergrund haben, der vor allem in einem Ungleichgewicht
gewisser Mineralstoffe oder im schieren Mangel eines oder mehrerer derselben besteht. Mineralsubstitution ist daher das Grundprinzip seiner Therapie.
Gleichzeitig war er aber auch durchaus von der Homöopathie Hahnemanns
angetan. In der Kombination dieser Gedanken kam er auf die Idee, daß nichts
näher liegt, „als die Mineralsalze so zu verändern, daß sie die Membran
kranker Zellen passieren können, um diese wieder zur normalen Funktion
zu veranlassen.“ [25] „Durch homöopathische Verreibung gelang es, die Mi-

neralsalze so zu zerkleinern, daß ihre Partikel die Zellmembran durchdringen können." [26]

Ob diese Gedanken tatsächlich Schüßlers waren, läßt sich heute kaum noch klären. Tatsächlich stammen sie von einem seiner aktivsten Apologeten. Was aber steckt wirklich dahinter? Nehmen wir als Beispiel eines der ursprünglichen Schüßlersalze, nämlich Magnesium phosphoricum D 6. Es handelt sich dabei um hydratisiertes Magnesiummonohydrogenphosphat, $MgHPO_4 \cdot 3\,H_2O$, in der Potenzierung D 6 (zur Potenzierung an sich s. unten). D 6 bedeutet zunächst einmal nichts anderes als eine Verdünnung auf 10^{-6}. „Dieses Salz gab er seinen Patienten in der damals üblichen Form als Pulver, welches sie in Wasser auflösen und schluckweise trinken mußten." [26] Heute werden üblicherweise drei bis sechs Tabletten zu je 250 mg pro Tag eingenommen, maximal also 1500 mg. In diesen 1500 mg Magnesium phosphoricum D 6 befinden sich daher $1,50 \times 10^{-6}$ g $= 1,50$ μg an hydratisiertem Magnesiummonohydrogenphosphat, d. h., da die Molmasse 234,31 beträgt, $6,4 \times 10^{-9}$ Mol an dieser Verbindung. Ob die Arznei nun in Wasser aufgelöst und dann getrunken oder in Tablettenform eingenommen wird, spielt keine Rolle. Tatsache ist, daß in der wäßrigen Umgebung des Körpers Magnesiummonohydrogenphosphat *vollständig* in die entsprechenden Ionen dissoziiert und *nicht* in molekularer Form vorliegt, d. h., wir haben es mit Mg^{2+} und HPO_4^{2-} zu tun. Das Magnesiumkation ist allerdings von sechs H_2O-Molekülen komplexiert, und beim Phosphat hängt es zunächst vom p_H-Wert ab, welches Anion überhaupt auftritt. Die Einnahme der Tabletten führt also zu einem Anstieg der Magnesiummenge im menschlichen Körper um $6,4 \times 10^{-9}$ Mol, sprich: 0,16 Mikrogramm. Da der Mensch ca. 470 mg Magnesium pro kg Körpermasse enthält, beläuft sich der Magnesiumgewinn pro Tag (durch die Einnahme des Salzes) bei einem 80 kg schweren Probanden auf größenordnungsmäßig ein millionstel Promille.

Durch die Verreibung gelingt es natürlich auch nicht, die Mineralsalze so zu zerkleinern, daß ihre Partikel die Zellmembran durchdringen können. Fakt ist, daß die von Schüßler in Betracht gezogenen Salze in der wässrigen Phase des Körpers ausschließlich in Ionen dissoziiert vorkommen, was ein Blick auf deren Löslichkeitsprodukte in Kombination mit den einzunehmenden Mengen belegt. Beispielsweise beträgt die Löslichkeit von Magnesium phosphoricum 0,25 g/l. Die zu lösende Menge beläuft sich aber nur auf 1,50 μg und liegt damit um einen Faktor von ca. 170.000 unter der Löslichkeitsgrenze.

Der Eintritt der Ionen in die Zellen erfolgt durch Transportproteine, die in die Zellmembran eingelagert sind. Teilweise verlieren Kationen wie Mg^{2+} dabei ihre Hülle aus komplexierenden Wassermolekülen, und häufig funktioniert dieser Transport auch nur unter Energieaufwand mit Hilfe von ATP. In keinem Fall aber werden die *molekularen* Formen ionischer Verbindungen in die Zellen eingeschleust. Das Molekül $MgHPO_4$ existiert in wässriger Umgebung nicht. Die Behauptung, daß das Salz *an sich* einen Effekt ausüben könne, ist daher falsch.

Betrachten wir eine Mischung aus molar gleichen Anteilen von $MgHPO_4$ und $CaHPO_4$, wobei der Wasserstoff im Magnesiumsalz durch sein schwereres Isotop Deuterium ersetzt sein soll. Wird eine Lösung dieser beiden Salze eingedampft, so scheidet sich zuerst aufgrund seiner niedrigeren Löslichkeit das Calciumsalz ab. Wenn man diesen Rückstand untersucht, so stellt man fest, daß er zu nahezu gleichen Teilen „normales" und deuteriertes Hydrogenphosphat enthält. Das Hydrogenphosphat erinnert sich also *nicht* an seine Herkunft. Vielmehr agiert es völlig unabhängig von dem Kation, mit dem es ursprünglich verbunden war.

Gräfin Wolffskeel schreibt, Übersäuerung der Gewebe bilde „die Grundlage für viele chronische Erkrankungen. Deswegen kommt diesen beiden Mineralsalzen [gemeint sind Magnesium phosphoricum und Calcium phosphoricum, Anm. des Autors] eine wesentliche Bedeutung zu. Je mehr Säure gebunden werden muß, desto größer ist der Bedarf an Magnesium phosphoricum." [27] Davon abgesehen, daß eine Übersäuerung des Gewebes so gut wie nie vorkommt (s. Kapitel 1), müßte also eine Tagesdosis von minimalen $6,40 \times 10^{-9}$ Mol Magnesiummmonohydrogenphosphat in der Lage sein, den p_H-Wert des Gewebes binnen einiger Wochen Therapie vom sauren in den neutralen Bereich zu verschieben. Daß dies möglich ist, muß mit Fug und Recht bestritten werden. Alleine schon die Größenordnungen passen nicht zusammen. Nehmen wir an, es gälte, nur *ein* kg „versauertes" Bindegewebe von p_H 4,5 auf 7,0 zu bringen. Dazu müßten $3,15 \times 10^{-5}$ Mol H_3O^+-Ionen quasi aus dem Verkehr gezogen werden. Hätte das zugeführte Magnesiummonohydrogenphosphat im Körper keine andere Aufgabe (und würde auch nicht einfach ausgeschieden), so bräuchte der Körper für diese Neutralisierung des Gewebes - bei täglicher Einnahme von 6 Tabletten - rund 13,5 Jahre.

Dazu kommt die Frage, wie denn $MgHPO_4$ die H_3O^+-Ionen binden will. In Betracht kommt hier nur die Reaktion

$$MgHPO_4 + H_3O^+ \longrightarrow Mg^{2+} + H_2PO_4^- + H_2O.$$

Magnesium ist für diese Umprotonierung aber offensichtlich irrelevant. Sie erfolgt durch *jedes* HPO_4^{2-}, unabhängig vom jeweiligen Kation. Dementsprechend müßte *jedes* Monohydrogenphosphat gleichermaßen säurebindend wirken. Verblüffenderweise schreiben aber sowohl G. H. Heepen als auch Gräfin Wolffskeel diese Wirkung ausschließlich dem Magnesiumsalz zu und *nicht* dem anderen Schüßlersalz Calcium phosphoricum (Nr. 2).

Wenn dann Gräfin Wolffskeel ohne Beleg die Behauptung aufstellt, Suchtverhalten gehe „auf einen Mangel an Magnesium phosphoricum zurück" [28], erübrigt sich jeder Kommentar.

2.3 Stofflich vs. feinstofflich

Heepen schreibt, daß Schüßler, „wo er der Ansicht war, daß der stoffliche Anteil der Mittel bei starken Mangelerscheinungen überwiegen sollte," auch tiefere Potenzen verordnete [29]. Schüßler unterschied also anscheinend einen stofflichen von einem unstofflichen oder feinstofflichen Anteil der von ihm verordneten Substanzen. Daß eine Mineralsubstitution im stofflichen Sinne, also im mg- bzw. g-Maßstab angezeigt sein kann, ist unbestritten. Was aber hat es mit dem Feinstofflichen an sich?

Gräfin Wolffskeel sagt: „Durch Gabe der Mineralsalze in potenzierter Form ... wird ein sanfter Reiz ausgeübt, der die Zellen dazu anregt, die lebensnotwendigen Mineralsalze vermehrt aus der Nahrung aufzunehmen und diese richtig zu verteilen." Weiter wird behauptet: „Die biochemischen Funktionsmittel wirken also nicht durch ihre Masse (Quantität), sondern durch ihre Qualität. ... Schüßler erkannte, daß er die Mineralstoffe potenzieren mußte, da diese sonst direkt über die Nieren ausgeschieden werden. Somit gelangen sie nicht ins Blut und damit nicht in die Zellen." Potenzierung soll also renale Ausscheidung verhindern. Darüber hinaus wird gemutmaßt: „Die Potenzierung hat den Vorteil, daß nun das Mineral eine andere Eigenschaft aufweist und in der Lage ist, die Zellfunktion anders zu beeinflussen als das anorganische Mineral in seiner Grundsubstanz." [30]

Offenbar soll also durch die Potenzierung aus dem Mineral etwas freigesetzt werden, was vorher verborgen war. Möglicherweise wird aber auch durch die Potenzierung dem Mineral etwas hinzugefügt, was vorher nicht vorhanden war. Wie auch immer: Die Potenzierung soll also letztlich das Mineral zu einem hilfreicheren Heilmittel machen als es ohne diesen Prozeß wäre. Was aber mag nun dieses Etwas sein? In der einschlägigen Literatur geistern zahllose Begriffe herum. Man spricht z. B. von einer Energie, von Information usw., vermeidet jedoch jede eindeutige Definition. Das hat seinen guten Grund, da all diese Begriffe naturwissenschaftlich besetzt und im Rahmen der Naturwissenschaften auch klar definiert sind. Wenn man dann aber diese Begriffe für andere Zwecke entlehnt, suggeriert man dem Leser wissenschaftliche Präzision. De facto ist die jedoch gar nicht vorhanden. Solch ein Vorgehen ist ein beliebtes Mittel der Esoterik, um sich ein Mäntelchen der Rationalität überzuwerfen. Das Motto lautet: Verwirre die Begriffe, und Du verwirrst Deinen Gegner!

Es ist klar, daß besagtes Etwas weder mit Energie noch mit Information oder sonst etwas Bekanntem im hergebrachten Sinne zu tun haben kann, denn seine Eigenschaften sind mit dem, was den genannten Begriffen in der Wissenschaft zugeschrieben wird, schlicht nicht vereinbar. Daher sollte man, wenn man überhaupt Wert auf eine Diskussion legt, jenem Etwas einen Namen geben, der nicht sofort falsche Assoziationen weckt sondern im Gegenteil Assoziationen verhindert. Ich schlage daher vor, jenes Etwas Wrdlbrmpfd zu nennen.

Was passiert nun im Prozeß der Potenzierung? Eine Substanz wird verdünnt, und diese Verdünnung geschieht im Zusammenhang mit rhythmischer Verreibung bzw. Verschüttelung. Die schiere Verdünnung bewirkt gar nichts. Man könnte jedoch vermuten, daß die Einwirkung mechanischer Energie durch das Verreiben und/oder Verschütteln die Substanz beeinflußt. Homöo/-pathen geben zu, daß der Weg einfacher Verdünnung sich als fruchtlos erweist [31]. Jedenfalls unterzog Hahnemann „jeden Verdünnungsschritt heftigen *Schüttelschlägen* und erreichte damit, daß so verschüttelte höhere Dilutionen (Verdünnungen) nicht nur weniger giftig, sondern auch weit wirksamer wurden." [31] Vithoulkas schreibt: „Durch wiederholtes Verschütteln während des Potenzierungsvorgangs wird ... eine spezifische Energie freigesetzt und auf das Lösungsmittel übertragen (Molekularresonanz), die der natürlichen Substanz innewohnt ..." [32]. Das Wrdlbrmpfd ist also ursprünglicher Bestandteil der zu potenzierenden Substanz und wird aus selbiger durch das Einwirken mechanischer Energie freigesetzt.

Gehen wir einmal davon aus, daß wir ursprünglich 1 Mol Substanz vorliegen haben. Durch die der Potenzierung vorausgehende Verdünnung bleiben nur mehr 0,1 Mol übrig. Nun stellt sich die Frage, ob durch die Einwirkung mechanischer Energie *alles* an Wrdlbrmpfd aus den 0,1 Mol herausgeholt wird oder nur ein Anteil. Sollte alles herausgeholt werden, können fortlaufende Potenzierungsvorgänge nur zweierlei bewirken: Zum einen wird die Heimat des Wrdlbrmpfd, also hier das Mineralsalz, der Zubereitung schrittweise entzogen. Zum anderen wird das Wrdlbrmpfd sukzessive verdünnt - im nächsten Schritt wird ja nur ein Teil des ursprünglichen Gemenges mit weiteren neun Teilen Trägersubstanz verschüttelt, so daß auch die Menge an Wrdlbrmpfd entsprechend abnehmen muß. Also muß, um die Wirksamkeit des Wrdlbrmpfd aufrecht zu erhalten (oder gar zu verstärken) selbiges durch die Zufuhr mechanischer Energie weiter um mindestens eine Zehnerpotenz verstärkt werden. Für eine D 12 muß also die Wirksamkeit des Wrdlbrmpfd mindestens um den Faktor 10^{12} verstärkt werden, um auch nur den *mengenmäßigen, durch die fortwährende Verdünnung bewirkten Verlust* an Wrdlbrmpfd auszugleichen. Wie soll das durch Verdünnen bei gleichzeitiger Einwirkung mechanischer Energie geschehen? Schütteln kann einige Joule auf das zu Verschüttelnde übertragen. Wie aber soll dadurch die Wirksamkeit verstärkt werden?

Sollte hingegen *nicht* alles herausgeholt werden, so muß bis zur C 200 und darüber hinaus ja noch etwas vorhanden sein, das aktiviert werden kann. Aber wie? Je weniger Wrdlbrmpfd, desto besser? Das hieße aber, daß sich Menge und Wirkung des Wrdlbrmpfd antiproportional verhalten, daß also im Endeffekt eine gegen Null gehende Menge einen gegen unendlich gehenden Effekt auslösen würde. Die entsprechende Wrdlbrmpfd-Funktion würde also divergieren. Für solch ein Verhalten gibt es aber noch nicht einmal in der Bibel einen Anhaltspunkt. Moses mußte immerhin den Stab ausstrecken, um das Rote Meer zu teilen.

Dagegen kann man einwenden, es handele sich bei Wrdlbrmpfd nicht um eine materielle, auch nicht um eine feinstoffliche Materie - was auch immer das sein sollte -, sondern um etwas grundsätzlich Amaterielles wie schiere Information. Information aber kann durch mechanische Energie nicht verstärkt werden. Information kann man mit Hilfe mechanischer Energie höchstens übertragen, indem man beispielsweise ein Computerprogramm zeilenweise in Lochkarten stanzt. Das Einschieben, Stanzen und Ausschieben der Karten bedingt den Einsatz mechanischer Energie. Dadurch wird aber die Information an sich nicht verändert. Verstärkt wird sie schon gleich gar nicht, d. h., eine Verstärkung im Sinne der Potenzierungshypothese findet nicht statt.

Außerdem muß man sich fragen, was denn die Verstärkung einer Information überhaupt sein soll. Eine Information lautet beispielsweise: Rose Nr. 317 im Beet des Dr. Jekyll ist lachsfarben. Oder: Das siebenundvierzigste Elektron der Meßreihe hat mit der Wahrscheinlichkeit 0,68 den Spin 1/2. Oder: Die Vorsitzende der CDU heißt derzeit Angela Merkel. Stellen Sie sich doch bitte einmal die *Verstärkung* dieser Informationen vor: Rose Nr. 317 ... ist megamäßig lachsfarben! Das Elektron ... hat so kraß den Spin 1/2, daß einem ganz schwindlig wird! Angela *ist* die fleischgewordene CDU! Information kann man nicht verstärken, höchstens das Signal, das zu ihrem Transport benutzt wird. Aber das hatten wir oben schon erledigt, oder glaubt noch jemand, daß die Lösemittelmoleküle umso lauter schreien, je mehr sie geschüttelt werden?

2.4 Quanteninformationstheorie - ein Ausweg aus dem Erklärungsdilemma?

In einem Molekül *M* - z. B. Hyoscyamin aus dem Bilsenkraut - sei eine gewisse Information enthalten. Im Rahmen fortschreitender Verdünnung muß diese Information auf das Trägermaterial, also z. B. ein Äthanol-Wasser-Gemisch transferiert werden. Das Gemisch befindet sich bei Raumtemperatur jedoch

nicht in einem starren Zustand. C_2H_5OH und H_2O sind über sog. Wasserstoff-
brücken miteinander verbunden. Deren Energie liegt bei ungefähr 6 kcal/Mol.
Die thermische Energie eines einzelnen Moleküls beträgt näherungsweise

$$E = f \cdot \frac{1}{2} k_B \cdot T, \tag{2.1}$$

wobei k_B die Boltzmann-Konstante, T die absolute Temperatur und f die
Anzahl der Bewegungsfreiheitsgrade darstellt, und es gilt: $f = 3N - 6$. N
ist dabei die Anzahl der im Molekül vorhandenen Atome. Betrachten wir
nun ein einzelnes Äthanol-Wasser-Assoziat. Dann erhalten wir für Raumtemperatur (25°) mit $N = 12$ pro Assoziat eine thermische Energie von
$6,176 \times 10^{-20}$ J. Bezogen auf ein ganzes Mol solcher 1:1-Assoziate ergibt
sich eine Gesamtenergie von rund 8,9 kcal/Mol, d. h., allein durch die völlig
unregelmäßige thermische Wimmelbewegung der Assoziate können permanent Wasserstoffbrückenbindungen gelöst werden. Die Moleküle bewegen sich
dann ziellos, gehen neue Wasserstoffbrückenbindungen ein, oft auch mit mehr
als nur einem Partner, lösen sich wieder undsoweiterundsofort. Die gesamte
Flüssigkeit befindet sich also in stetem Umbau. Nehmen wir an, Hyoscyamin wäre in der Lage, zu sagen „huhu, ich bin brauchbar, um Magen-Darm-
Krämpfe zu lindern"- wie sollte sich diese Information dann auf das Lösemittel so übertragen, daß sie dort auch über zig weitere Schritte der Verdünnung
persistierte?

Der essentielle Punkt der Quanteninformationstheorie besteht darin, daß
es sog. verschränkte Zustände gibt, d. h. zwei Teilchen (genauer: ein Ensemble aus solchen Teilchenpaaren) befinden sich in einem physikalischen Zustand, der durch einen *nicht-separablen* statistischen Operator ρ beschrieben
wird [33–35]. Nichtseparabilität bedeutet im einfachsten Fall, daß ρ_{AB}, der
Operator eines aus den Subsystemen A und B zusammengesetzten Systems
nicht als direktes Produkt der beiden Operatoren ρ_A und ρ_B geschrieben werden kann. In den Worten von Aristoteles: Das Ganze ist mehr als die Summe
der Teile. Dann - und nur dann - besteht die Möglichkeit, den Zustand eines
dritten, unbekannten Quantensystems durch gemeinsame Messung mit dem
ersten der verschränkten Teilchen (A) und klassische Informationsübertra-
gung auf das zweite der verschränkten Teilchen (B) zu übertragen. Wie aber
soll dieser Vorgang, die Quantenteleportation, im Falle des Hyoscyamins in
einer äthanolisch-wässrigen Lösung funktionieren? Dazu müßte zuerst einmal ein verschränkter Zustand *aller* Lösemittelmoleküle hergestellt werden.
Bei einem Volumen von 500 ml und einem Molverhältnis von 1:1 lägen in
dieser Mischung rund 10^{25} Moleküle vor, die alle verschränkt sein müßten,
um die Hyoscyamin-Information auch noch bei beliebiger Verdünnung bzw.
Potenzierung zu tragen. Das aber ist vollkommen unmöglich. Weiter müßte

dann *die* essentielle Eigenschaft - welche sollte das überhaupt sein? - des Hyoscyamin-Lösemittelpaares gemessen und dadurch auf ein anderes Lösemittelpaar übertragen werden. Abgesehen davon, daß eine Messung ja gar nicht stattfindet, müßte die Übertragung alleine durch die Einwirkung mechanischer Energie geschehen. Man erinnere sich: Potenzieren gleich Verdünnen plus wiederholtes Schlagen auf ein Lederkissen.

Kurzum: So geht es sicher nicht. Damit stellt sich aber nach wie vor die Frage: Wer oder was soll Wrdlbrmpfd eigentlich sein? Seit mehr als 200 Jahren phantasieren die Anhänger der Homöopathie, die Schüßler für seine Zwecke nutzte, über Wrdlbrmpfd, ohne bis heute auch nur den Ansatz einer in sich widerspruchsfreien Theorie des Wrdlbrmpfd vorlegen zu können. Eine mehr als schwache Bilanz.

Wenn aber an der ganzen Potenzierung nichts dran ist, warum sollte man dann überhaupt Schüßler-Salze einnehmen anstatt sich die fehlenden Mineralien über ein gutes Mineral- oder auch nur Trinkwasser zu beschaffen? Beispielsweise wäre das Gütersloher Trinkwasser (Versorgungsbereich Nordrheda-Ems) dazu laut Analyse problemlos in der Lage [36], zumal man ja alleine schon das mechanische Quälen des Wassers bei der Förderung und Abfüllung bzw. Einspeisung als Potenzierung interpretieren kann.

2.5 Zusammenfassung

Ein bekannter Hersteller von Schüßlersalzen, Fa. A. Pflüger GmbH & Co. KG, schreibt über Schüßlers Ansatz in einer aktuellen Broschüre, „Schüßler zog daraus die Schlußfolgerung, daß die Gesundung des Menschen durch ... die Deckung zellulärer Mineralstoffdefizite erreicht werden könnte. Zu diesem Zweck sollten die Mineralstoffe durch Verreibungsvorgänge (= Potenzierung) vereinzelt werden und so für den Körper einfacher zu verwerten sein." [37]. Zu Schüßlers Ehrenrettung muß man sagen, daß das Wissen um den ionischen Aufbau der Salze und den durch Auflösung in einem Lösemittel hervorgerufenen Zerfall derselben in Ionen bzw. entsprechende Komplexe erst kurz nach Schüßlers Tod chemisches Allgemeinwissen wurde. Die Hypothese, durch Vereinzelung von Molekülen durch Verreibung/Potenzierung könne man ihr Eindringen in die Zellen begünstigen, ist aber seit über 110 Jahren erwiesenermaßen falsch. Vielmehr zerfallen die zugeführten Salze im Körper in hydratisierte Ionen, die völlig unabhängig voneinander agieren. Es gibt keine Kompositeffekte aus irgendeiner Verbindung von Kation und Anion. Auch sind die eingesetzten Mengen viel zu gering, um irgendeinen chemischen Effekt auslösen zu können.

Des weiteren wurde gezeigt, daß die Vermutung, es gäbe eine zusätzli-

che, feinstoffliche oder informationsartige Komponente der Salze, die dann
- ausgelöst durch die Potenzierung - eigentlicher Träger der therapeutischen
Wirkung sein könnte, im leeren Raum steht. Es gibt kein einziges Argument,
das sie erhärten würde. Insbesondere ist das Pseudoargument „aber es wirkt
doch" von Weymayr und Heißmann in ihrem Buch *Die Homöopathielüge*
(Piper, München 2012, Kapitel 2) eindrucksvoll widerlegt worden. Vielmehr
stellt es sich heraus, daß diese Vermutung direkt zu unlösbaren Fragen oder
logischen Inkonsistenzen führt. Da die Anhänger der Homöopathie seit 200
Jahren noch nicht einmal den Ansatz einer widerspruchsfreien Erklärung vorlegen können, bleibt nur die Feststellung: Eine Therapie mit Schüßlersalzen
ist sinnlos und damit zu unterlassen.

2.6   Schlußwort

Eine Anmerkung zum Schluß: Das oben genannte Pseudoargument wird ja
gerne von allen Vertretern der Homöopathie verwendet. Leider krankt es an
einem grundsätzlichen Mangel - es ist logisch falsch. Schon Aristoteles wußte,
daß man von der Gültigkeit eines Nachsatzes nicht auf das Zutreffen des Vor-
dersatzes schließen kann. Betrachten wir eine beliebige wenn-dann-Aussage,
„wenn A, dann B", also z. B. „wenn es regnet, dann wird die Erde naß". Der
logische Schluß von A („wenn es regnet") auf B („dann wird die Erde naß")
ist zweifelsohne richtig. Was aber ist mit dem Umkehrschluß? Die Erde wird
naß. Heißt das dann automatisch, daß es regnet? Mitnichten! Die Erde kann
z. B. auch dadurch naß werden, daß jemand den Rasensprenger angestellt
hat, daß in der Nähe ein Hydrant geplatzt ist, daß die Feuerwehr eine Übung
abhält usw. Für ein Ereignis gibt es in der Regel viele, viele mögliche Ursa-
chen. Aus dem Auftreten des Ereignisses kann man also keineswegs schließen,
daß nur eine einzige, ganz bestimmte Ursache der Auslöser des Ereignisses
war.

Auf die Homöopathie übertragen bedeutet dies folgendes: Die Vertreter dieser Therapierichtung behaupten, *wenn* Du XY in der Potenz Dn ein-
nimmst, *dann* wirst Du gesund. Nun gibt es einen Patienten, der brav diese
Globuli schluckt und tatsächlich genest. Heißt das aber, daß die Homöopathie
gewirkt hat? Nicht im geringsten. Der Rückschluß von B - Gesundung - auf
A - Wirksamkeit der Medizin - ist unzulässig. Die Genesung des Patienten
könnte genau so gut durch Zufall, durch den Placebo-Effekt, durch Glauben,
durch zeitgleich verabreichte, andere Medikamente, Wadenwickel oder sonsti-
ges erfolgt sein. Eine zeitliche Korrelation bedeutet nicht im Geringsten, daß
es auch eine inhaltliche gibt, also einen kausalen Zusammenhang. Bis heute
fehlt jeglicher Beweis dafür, daß Homöopathika selbst irgendeine Wirkung

haben. Und das wird auch so bleiben.

Kapitel 3

Anhang - chemische Grundbegriffe

Betrachten wir die Verbrennung von Aluminium zu Aluminiumoxid:

$$4\text{Al} + 3\text{O}_2 \longrightarrow 2\text{Al}_2\text{O}_3$$

Vier Atome Aluminium reagieren mit drei Molekülen Sauerstoff zu zwei Molekülen Aluminiumoxid. Vier Teilchen reagieren also mit drei. Würde man dieses Verhältnis direkt in g oder kg umsetzen, so käme man zu einer völlig unvollständig verlaufenden Reaktion, denn das Verhältnis von vier Teilchen Al zu drei Teilchen O_2 entspricht überhaupt nicht dem Verhältnis von 4 g Al zu 3 g O_2. Der Grund liegt darin, daß die Atome (und daher auch die Moleküle) ganz unterschiedliche Massen besitzen. Beispielsweise hat das Wasserstoffatom eine Masse von 1 amu (= atomic mass unit), das Wasserstoffmolekül (H_2) demzufolge eine Masse von 2. Die Masse des Aluminiumatoms liegt bei rund 27, die des Sauerstoffmoleküls (O_2) bei $2 \times 16 = 32$, und die der Glucose ($\text{C}_6\text{H}_{12}\text{O}_6$) bei $6 \times 12 + 12 \times 1 + 6 \times 16 = 180$. Soll also die obige Reaktion vollständig ablaufen, so daß von keiner der Ausgangssubstanzen mehr ein Rest verbleibt, so müssen wir $4 \times 27 = 108$ Masseneinheiten Aluminium mit $3 \times 32 = 96$ Masseneinheiten Sauerstoff zur Reaktion bringen. Das Verhältnis dieser Masseneinheiten beträgt $108 : 96 = 1,125$, und dieser Wert unterscheidet sich deutlich von $4 : 3$.

Maßgebend für die Durchführung chemischer Reaktionen ist also die Betrachtung der *Anzahl* der Teilchen in Verbindung mit ihrer Atom- bzw. Molekülmasse. Für die Anzahl der Teilchen wird der Begriff *Mol* verwendet. 1 Mol einer Substanz X ist der Summe der Atommassen entsprechende Masse in g. Beispielsweise entspricht 1 Mol Wasser (H_2O) 18 g, denn die Molmasse von H_2O ist gleich $2 \times 1 + 1 \times 16 = 18$. Für 1 Mol Glucose müßte man schon 180 g dieser Substanz auf die Waage legen. Würde man dann

41

beides mischen, so hätte man ein 1:1-Gemisch der entsprechenden Teilchen, d. h., auf je ein Molekül H_2O käme ein Molekül Glucose.

Der Schlüssel zu diesem Zusammenhang ist die Tatsache, daß 1 Mol *irgendeiner* Substanz genau $6,022 \times 10^{23}$ Teilchen enthält. In 1 Mol Wasser sind also mehr als 1 Milliarde mal 1 Milliarde mal Einhunderttausend Moleküle H_2O enthalten, in 1 Mol Äthylalkohol und in 1 Mol Glucose genauso viele. Diese Konstante, Avogadro- oder Loschmidt-Zahl genannt, liegt (zusammen mit den Atom- und Molekülmassen) jeder Umrechnung von schierer Teilchenzahl zu Gramm oder Kilogramm und vice versa zugrunde. Beispielsweise besitzt die in diesem Buch häufiger erwähnte Harnsäure ($C_5H_4N_4O_3$) die Molmasse 168. Benötige ich für eine Reaktion 1 Mol dieser Säure, so muß ich 168 g abwiegen. Benötige ich jedoch nur 17,3 mmol (also $17,3 \times 10^{-3}$ Mol), so sind dem Vorratsgefäß lediglich rund 2,906 g zu entnehmen, und in diesen 2,906 g sind $1,042 \times 10^{22}$ einzelne Moleküle Harnsäure enthalten.

Zentral in der Chemie ist der Begriff der Konzentration. Sie wird angegeben in Mol pro Liter Flüssigkeit (mol/l), und man schreibt sie so, daß die Formel des jeweiligen Moleküls oder ein entsprechendes Kürzel in eckige Klammern gesetzt wird. Die Konzentration von Äthanol in z. B. Wasser würde man also als $[C_2H_5OH]$ angeben.

Viele chemische Reaktionen laufen einfach in eine Richtung ab, d. h., es wird unter vollständigem Verbrauch der Ausgangsstoffe (Edukte) ein Produkt gebildet. Wenn man z. B. in eine Silbernitratlösung Schwefelwasserstoff einleitet, bildet sich sofort ein schwarzer Niederschlag von Silbersulfid. Leitet man genügend Schwefelwasserstoff ein, so findet sich in der überstehenden Flüssigkeit keine Spur mehr von Silber. Alles ist im schwarzen Bodensatz gefangen. Die allermeisten Reaktionen verlaufen jedoch *nicht* vollständig, da es auch die Möglichkeit einer Rückreaktion gibt. Daher pendelt sich ein *Gleichgewicht* zwischen Hin- und Rückreaktion ein, d. h., nach mehr oder weniger langer Zeit stehen die Konzentrationen der Edukte und des Produkts oder der Produkte in einem festen Verhältnis zueinander. Betrachten wir die Reaktion

$$A + B \longrightarrow C + D.$$

Nach Einstellung des Gleichgewichts gilt:

$$K = \frac{[C] + [D]}{[A] + [B]}$$

Das Verhältnis der Konzentrationen der Produkte zu den Konzentrationen der Edukte ist konstant. Die Konstante K hängt zwar von der Temperatur ab, aber wenn selbige (wie im menschlichen Körper) unverändert bleibt, legt K das Verhältnis der Summe der Produkte zu der Summe der Edukte eindeutig fest, und das bedeutet: Wenn ich die Konzentration eines Edukts, beispielsweise die von A, erhöhe, indem ich z. B. zusätzlich A in die Reaktionslösung einstreue, nimmt der Nenner in obiger Gleichung zu. Daher muß aber automatisch auch der Zähler [C] + [D] ansteigen, denn nur so kann der Bruch (und damit K) insgesamt konstant bleiben. Diesen Zusammenhang nennt man Massenwirkungsgesetz.

Literaturverzeichnis

[1] F. M. Unger und H. Viernstein, *Die Säure-Basen-Balance, Mein Körper im Gleichgewicht,* Österreichische Apotheker-Verlagsgesellschaft, Wien 2007

[2] Pschyrembel, *Klinisches Wörterbuch 2011,* Walter de Gruyter, Berlin/New York 2010[262]

[3] H. Beyer, *Lehrbuch der organischen Chemie,* S. Hirzel, Stuttgart 1973[17]

[4] J. Rassow, K. Hauser, R. Netzker und R. Deutzmann, *Biochemie,* Georg Thieme, Stuttgart 2006

[5] Hollemann Wiberg, *Lehrbuch der Anorganischen Chemie,* Walter de Gruyter, Berlin/New York 2007[102]

[6] E. Fluck und M. Becke-Goehring, *Einführung in die Theorie der quantitativen Analyse,* Theodor Steinkopff, Dresden 1972, S. 70

[7] Hollemann Wiberg, loc. cit., S. 797, Fig. 182

[8] T. Remer und F. Manz, Am. J. Clin. Nutr. **59**, 1356 (1994)

[9] J. Rassow et al., loc. cit., S. 678, Tabelle B-25.1

[10] Pschyrembel, loc. cit., S. 825, Tabelle

[11] T. Remer und F. Manz, J. Am. Diet. Assoc. **95**, 791 (1995)

[12] H. H. Jörgensen, Erfahrungsheilkunde **34**, 372 (1985)

[13] E. Ühlein, *Römpps Chemisches Wörterbuch,* Franckh'sche Verlagshandlung, Stuttgart 1969, S. 906

[14] F. F. Sander, *Der Säure-Basenhaushalt des menschlichen Organismus,* Hippokrates, Stuttgart 1999[3]

[15] E. Fluck und M. Becke-Goehring, loc. cit., S. 147, Tabelle 8,1

[16] M. Worlitschek, *Praxis des Säure-Basen-Haushalts, Grundlagen und Therapie*, Karl F. Haug, Stuttgart 2008[6], S. 26 ff.

[17] M. Worlitschek, loc. cit., S. 29, Abb. 5

[18] K. Pirlet, Erfahrungsheilkunde **38**, 223 (1989)

[19] C. Rae, R. B. Scott, C. H. Thompson, G. J. Kemp, I. Dumughn, P. Styles, I. Tracey und G. K. Radda, Proc. Roy. Soc. Lond. B **263**, 1061 (1996)

[20] R. B. Moon und J. H. Richards, J. Biol. Chem. **248**, 7276 (1973)

[21] S. B. Eaton und M. Konner, New Engl. J. Med. **312**, 283 (1985)

[22] S. B. Eaton, S. B. Eaton III, M. J. Konner und M. Shostak, J. Nutr. **126**, 1732 (1996)

[23] R. Kellenberger, Ch. Kellenberger und F. Kopsche, Mineralstoffe nach Dr. Schüßler, AT, Aarau und München 2012[20], S. 9

[24] R. Kellenberger et al., loc. cit., S. 10

[25] G. H. Heepen, GU-Kompaß Schüßler-Salze, Gräfe und Unzer, München 2009, S. 7

[26] G. H. Heepen, loc. cit., S. 8

[27] A. Gräfin Wolffskeel von Reichenberg, Die 12 Salze des Lebens, mankau, Murnau a. Staffelsee, 2010[5], S. 48

[28] A. Gräfin Wolffskeel von Reichenberg, loc. cit., S. 49

[29] G. H. Heepen, loc. cit., S. 9

[30] A. Gräfin Wolffskeel von Reichenberg, loc. cit., S. 20 ff.

[31] G. Vithoulkas, Medizin der Zukunft, Georg Wenderoth, Kassel, 2006[22], S. 36

[32] G. Vithoulkas, loc. cit., S. 40

[33] T. Krüger, *Ensemble teleportation*, Turkish Journal of Physics **30**, 137 (2006)

[34] S. Blankenburg, S. Wippermann und T. Krüger, *Ensemble teleportation under suboptimal conditions*, Physica Scripta **74**, 190 (2006)

[35] T. Kessemeier und T. Krüger, *Entanglement, locality, and separability - a treatise on different viewpoints*, International Journal of Quantum Information **5**, 157 (2007)

[36] veröffentlicht auf der homepage der Stadtwerke Gütersloh, download am 2. 6. 2012

[37] *Es gibt Schüßlersalze und Schüßlersalze von Pflüger*, Homöopathisches Laboratorium A. Pflüger Gmbh & Co. KG, o. J., S. 8, erhalten Mai 2012